Елена Проценко
Инна Матусевич
Дмитрий Гончарик

Идиопатические желудочковые аритмии у детей и подростков 12-18 лет

Елена Проценко
Инна Матусевич
Дмитрий Гончарик

Идиопатические желудочковые аритмии у детей и подростков 12-18 лет

LAP LAMBERT Academic Publishing

Impressum / Выходные данные

Bibliografische Information der Deutschen Nationalbibliothek: Die Deutsche Nationalbibliothek verzeichnet diese Publikation in der Deutschen Nationalbibliografie; detaillierte bibliografische Daten sind im Internet über http://dnb.d-nb.de abrufbar.

Alle in diesem Buch genannten Marken und Produktnamen unterliegen warenzeichen-, marken- oder patentrechtlichem Schutz bzw. sind Warenzeichen oder eingetragene Warenzeichen der jeweiligen Inhaber. Die Wiedergabe von Marken, Produktnamen, Gebrauchsnamen, Handelsnamen, Warenbezeichnungen u.s.w. in diesem Werk berechtigt auch ohne besondere Kennzeichnung nicht zu der Annahme, dass solche Namen im Sinne der Warenzeichen- und Markenschutzgesetzgebung als frei zu betrachten wären und daher von jedermann benutzt werden dürften.

Библиографическая информация, изданная Немецкой Национальной Библиотекой. Немецкая Национальная Библиотека включает данную публикацию в Немецкий Книжный Каталог; с подробными библиографическими данными можно ознакомиться в Интернете по адресу http://dnb.d-nb.de.
Любые названия марок и брендов, упомянутые в этой книге, принадлежат торговой марке, бренду или запатентованы и являются брендами соответствующих правообладателей. Использование названий брендов, названий товаров, торговых марок, описаний товаров, общих имён, и т.д. даже без точного упоминания в этой работе не является основанием того, что данные названия можно считать незарегистрированными под каким-либо брендом и не защищены законом о брендах и их можно использовать всем без ограничений.

Coverbild / Изображение на обложке предоставлено: www.ingimage.com

Verlag / Издатель:
LAP LAMBERT Academic Publishing
ist ein Imprint der / является торговой маркой
OmniScriptum GmbH & Co. KG
Heinrich-Böcking-Str. 6-8, 66121 Saarbrücken, Deutschland / Германия
Email / электронная почта: info@lap-publishing.com

Herstellung: siehe letzte Seite /
Напечатано: см. последнюю страницу
ISBN: 978-3-659-38543-8

СОДЕРЖАНИЕ

ОБОЗНАЧЕНИЯ И СОКРАЩЕНИЯ

ААТ	- антиаритмическая терапия
АВ-узел	- атриовентрикулярный узел
ВТЛЖ	- выходной тракт левого желудочка
ЖА	- желудочковая аритмия
ЖНРС	- желудочковые нарушения ритма сердца
ЖТ	- желудочковая тахикардия
ЖЭС	- желудочковая экстрасистолия
ЛЖ	- левый желудочек
ЛЖФ	- левожелудочковая фасцикулярная
МРТ	- магниторезонансная томография
ПЖ	- правый желудочек
РНПЦ	- республиканский научно-практический центр
РЧА	- радиочастотная абляция
ФН	- физическая нагрузка
ЭКГ	- электрокардиография
ЭхоКГ	- Эхокардиография

1. Алгоритм медикаментозного лечения детей и подростков со стойкими симптомными «идиопатическими» желудочковыми нарушениями ритма сердца

Ключевые слова: «идиопатические» желудочковые нарушения ритма сердца, дети и подростки, аритмогенная дисплазия правого желудочка, алгоритм медикаментозного лечения, антиаритмическая терапия.

Резюме: впервые в Беларуси разработан единый подход к оценке и ведению детей и подростков со стойкими «идиопатическими» желудочковыми нарушениями ритма сердца. По данным кардиологического обследования и динамического наблюдения за 107 детьми и подростками в возрасте 12-18 лет со стойкими «идиопатическими» желудочковыми нарушениями ритма сердца разработан дифференцированный подход к лечению данных аритмий в зависимости от симптоматики и этиопатогенеза заболевания. Выделена группа детей и подростков со стойкими «идиопатическими» желудочковыми нарушениями ритма сердца с повышенным риском развития «жизнеугрожающих» аритмий. Разработан алгоритм медикаментозного лечения стойких симптомных «идиопатических» желудочковых нарушений ритма сердца.

1.1 Введение

Разработка тактики ведения и медикаментозного лечения детей и подростков со стойкими симптомными «идиопатическими» желудочковыми нарушениями ритма сердца является одной из актуальнейших проблем в педиатрии и детской кардиохирургии. За период работы аритмологического кабинета Детского кардиохирургического центра РНПЦ «Кардиология» Республики Беларусь с 2011 по 2013 гг. средняя обращаемость за консультативной и лечебной помощью детей и подростков Республики Беларусь с нарушениями сердечного ритма и проводимости составила 1500 человек в год, из них первичных (т.е. впервые обратившихся) – около 500 человек (30%). Среди впервые обратившихся за лечебно-консультативной помощью дети и подростки со стойкими желудочковыми нарушениями ритма сердца составили 150-160 человек в год (30% от общего количества впервые обратившихся пациентов с нарушениями сердечного ритма и проводимости в возрасте 12-18 лет).

По данным российских авторов, в структуре нарушений ритма сердца и проводимости у детей и подростков за период с 1995 по 2005 год экстрасистолия (желудочковая и наджелудочковая) составила 25%, уступив место лишь вегетативной дисфункции синусового или АВ-узла (32% от общего числа нарушений ритма и проводимости сердца у детей). При этом, соотношение по половому признаку распределилось следующим образом: мальчики составили 56%, а девочки – 44% [9, 11, 12, 29].

В основе стойких (хронических) желудочковых нарушений сердечного ритма у детей и подростков лежат самые разнообразные причины. Прежде всего, это органическое поражение сердца врожденного и приобретенного генеза: пороки сердца, кардиомиопатии, опухоли сердца, а также протекающий латентно очаговый миокардит. В случаях, когда какие-либо изменения со стороны сердца не удается определить даже после тщательного кардиологического обследования пациента, используется определение «идиопатические нарушения ритма сердца».

По данным различных авторов, у 32-50% детей и подростков с желудочковыми нарушениями сердечного ритма аритмии являются «идиопатическими» [2, 12, 20, 22]. Дебют «идиопатических» желудочковых нарушений сердечного ритма приходится, в основном, на молодой возраст – от 12 до 25 лет.

«Идиопатические» желудочковые нарушения ритма сердца у детей и подростков в большинстве случаев (до 70%) имеют правожелудочковое происхождение. Самым распространенным вариантом при этом являются аритмии из области выходного тракта правого желудочка. Вместе с тем, стойкие желудочковые аритмии из области выходного тракта правого желудочка могут быть проявлением латентно протекающего очагового миокардита. Другие правожелудочковые локализации (приточный тракт

4

правого желудочка, верхушка правого желудочка) встречаются значительно реже и могут носить не только «идиопатический» характер, но и свидетельствовать о существовании ранней стадии аритмогенной дисплазии правого желудочка.

Принято считать, что «идиопатические» желудочковые нарушения ритма сердца, встречаясь у совершенно здоровых людей, вполне безобидны. Поэтому сформировалось мнение, что такая аритмия не имеет самостоятельной прогностической значимости и ее можно отнести к разряду неопасной. Однако, стойкая желудочковая экстрасистолия у детей и подростков без явной патологии миокарда может субъективно плохо переноситься, ухудшает качество жизни, отрицательно воздействует на гемодинамику и течение сопутствующих заболеваний. По результатам радионуклидной томовентрикулографии в группе подростков со стойкой «идиопатической» желудочковой экстрасистолией с числом желудочковых сокращений за сутки 20% и более выявлено достоверное снижение систолической и диастолической функции обоих жедудочков (больше – правого) [11, 22]. Следует подчеркнуть, что хронические желудочковые нарушения ритма сердца могут вызвать ремоделирование миокарда. Так, в последние годы стали выделять тахикардиомиопатию, обусловленную вторичным изменением гемодинамики и функции миокарда в результате устойчивых нарушений сердечного ритма [5, 16, 23]. Заслуживают внимания и результаты проспективных наблюдений, при которых было показано, что у взрослых пациентов с длительно существующими «идиопатическими» желудочковыми нарушениями ритма сердца увеличивается частота возникновения инфарктов миокарда и внезапной смерти [5, 10, 23].

До настоящего времени в отечественной педиатрической практике не сформировано единого подхода к тактике ведения пациентов детского возраста и подростков 12-18 лет со стойкими «идиопатическими» желудочковыми нарушениями сердечного ритма, не разработаны алгоритмы медикаментозного лечения стойких «идиопатических» желудочковых нарушений ритма сердца у детей и подростков, не определены критерии отбора детей и подростков для интервенционного лечения (эндокардиальной катетерной радиочастотной абляции эктопического очага).

Цель работы: разработка алгоритма диагностики и медикаментозного лечения детей и подростков со стойкими симптомными «идиопатическими» желудочковыми нарушениями ритма сердца.

1.2 Материалы и методы

В исследование включены 107 детей и подростков Республики Беларусь обоего пола в возрасте от 12 до 18 лет включительно со стойкими «идиопатическими» желудочковыми нарушениями ритма сердца, обратившиеся за консультативной помощью к кардиологу-аритмологу в консультативно-поликлиническое отделение Детского кардиохирургического центра РНПЦ «Кардиология». У детей и подростков по данным стандартного кардиологического протокола обследования, проведенного по месту жительства, отсутствовало органическое поражение сердца, и в течение 1 года или более лет наблюдений на ЭКГ регистрировались мономорфные желудочковые нарушения ритма сердца (желудочковая экстрасистолия и/или желудочковая тахикардия). По данным Холтеровского мониторирования желудочковая аритмия составляла 20% и более от общего числа сердечных сокращений и/или регистрировалась пароксизмальная либо возвратная желудочковая тахикардия.

Из исследования были исключены дети и подростки, у которых при проведении дополнительного кардиологического обследования в Детском кардиохирургическом центре (Холтеровское мониторирование, Тредмил-тест, адреналиновая проба) были выявлены полиморфные желудочковые нарушения ритма сердца, в том числе, полиморфная катехоламинэргическая желудочковая тахикардия (в связи с подозрением на каналопатию).

Необходимый объем дополнительного кардиологического обследования детей и подростков в консультативно-поликлиническом отделении Детского кардиохирургического центра начинался с тщательного сбора анамнестических данных (в том числе, семейный анамнез на предмет внезапной сердечной смерти близких родственников в возрасте до 45 лет и наследственного характера желудочковых нарушений ритма сердца) и клинического осмотра пациентов. Повторно на базе консультативно-поликлинического отделения Детского кардиохирургического центра выполнялась запись стандартной ЭКГ-12 с целью проведения топической диагностики источника желудочковых нарушений сердечного ритма. Всем пациентам со стойкими мономорфными желудочковыми нарушениями ритма сердца проводилось Холтеровское мониторирование в условиях свободной активности пациента и Тредмил-тест для выявления факторов риска развития жизнеугрожающих аритмий.

К факторам риска развития жизнеугрожающих аритмий были отнесены:

- удлинение интервала QTc на ЭКГ-12 покоя или по данным Холтеровского мониторирования (таблица 1).

Таблица 1. Интерпретация продолжительности интервала QTc

Интерпретация продолжительности интервала QTc	Мужской пол	Женский пол	Дети и подростки 12-18 лет
Нормальная	менее 430 мсек	менее 450 мсек	менее 450 мсек
Пограничная	430-450 мсек	450-470 мсек	450-470 мсек
Удлиненная	более 450 мсек	более 470 мсек	более 470 мсек

- удлинение интервала QTc при проведении Тредмил-теста на физическую нагрузку или в восстановительном периоде на 70 мсек. и более от исходного уровня

- наличие феномена ранней реполяризации желудочков на ЭКГ-12 покоя (в стандартных отведениях II, III, avF и, особенно, в грудных отведениях V5-6), не исчезающего при физической нагрузке

- появление мономорфной желудочковой тахикардии на физическую нагрузку с шириной эктопического комплекса QRS в эпизоде желудочковой тахикардии длительностью 160 мсек и более (выявленная при проведении

Холтеровского мониторирования в условиях свободной активности пациента или при проведении Тредмил-теста)

- выявление патологической альтернации или патологической формы зубца Т в синусовом ритме по данным Холтеровского мониторирования

- преходящие нарушения проводимости (атриовентрикулярной и/или внутрижелудочовой) в синусовой ритме при проведении Тредмил-теста или Холтеровского мониторирования.

1.3 Результаты и обсуждение

За период с января 2011 по ноябрь 2013 года обследовано 107 детей и подростков 12-18 лет Республики Беларусь со стойкими «идиопатическими» желудочковыми нарушениями ритма сердца. По половому признаку пациенты распределились следующим образом:

- мальчики – 56 человек (52%)

- девочки – 51 человек (48%).

Причинно-следственная связь появления желудочковых нарушений сердечного ритма по данным сбора анамнеза была такова:

- перенесенное инфекционное заболевание в анамнезе (давностью до 3 мес. от момента выявления аритмии) - 45 детей (42%)

- занятия спортом в течение 3-5 лет (чаще - футбол, гимнастика, хоккей, бег на длинные и средние дистанции) – 17 детей (16%)

- регистрировались с рождения - 4 ребенка (3,8%)

- другие причины – 5 детей (4,7%)

- причин, спровоцировавших развитие стойких желудочковых нарушений ритма сердца, выявить не удалось - 36 детей (33,5%).

По данным топической диагностики желудочковой экстрасистолии/желудочковой тахикардии по ЭКГ-12 у обследованных пациентов базы данных с желудочковыми аритмиями была выявлена следующая локализация аритмогенных зон:

- выходной тракт левого желудочка – 27 человек (25%)

- фасцикулярная тахикардия – 4 ребенка (4%)

- выходной тракт правого желудочка – 70 человек (65 %), в том числе, передняя стенка выходного тракта правого желудочка (локализация аритмогенного очага подтверждена эндокардиальным ЭФИ) – 15 человек (14%)

- другие правожелудочковые локализации – 6 детей (6%).

Т.о., правожелудочковая локализация аритмогенного очага была зарегистрирована у 76 пациентов (71% от общего количества детей и подростков из базы данных).

В результате дополнительного кардиологического обследования всех пациентов базы данных была выявлена **«группа риска»,** состоявшая из 20 человек (19% от общего числа детей и подростков базы данных):

- отягощенный семейный анамнез по внезапной сердечной смерти – 1 ребенок

- отягощенный семейный анамнез по желудочковым нарушениям сердечного ритма – 7 пациентов

- наличие одного и более факторов риска развития жизнеугрожающих аритмий - 12 человек.

В данной «группе риска» оказалось 13 детей и подростков с правожелудочковой локализацией аритмогенного очага и 7 пациентов с левожелудочковой локализацией аритмогенного очага. Детям и подросткам из «группы риска» показано дообследование – МРТ сердца (с детальным анализом аритмогенной зоны миокарда) и генетическое тестирование (исследование полиморфизма генов, продукты экспрессии которых играют ведущую роль в инициации и прогрессировании патологического процесса) либо генетическая консультация (при выявлении сочетания стойких «идиопатических» желудочковых нарушений ритма сердца с различными проявлениями полиорганной патологии).

С учетом данных динамического наблюдения в течение 3 лет за детьми и подростками 12-18 лет со стойкими «идиопатическими» желудочковыми нарушениями сердечного ритма и результатов дополнительного кардиологического обследования данных пациентов на базе консультативно-поликлинического и стационарных отделений Детского кардиохирургического центра, был разработан алгоритм медикаментозного лечения стойких симптомных «идиопатических» желудочковых нарушений сердечного ритма у детей и подростков.

Алгоритм медикаментозного лечения стойких симптомных «идиопатических» желудочковых нарушений ритма сердца у детей и подростков

1. Головокружения и/или синкопальные состояния (особенно, на фоне **зафиксированной** на ЭКГ или Холтеровском мониторировании желудочковой тахикардии**):**

- **В-адреноблокаторы** на период бодрствования - **метопролол** в дозе **0,5-1 мг/кг веса** в 2 приема или **конкор (бисопролол)** в дозе **2,5-5 мг** 1 раз в день

- контроль эффективности антиаритмической терапии по данным Холтеровского мониторирования и нагрузочного теста (Тредмил-тест);

- оценка факторов риска развития жизнеугрожающих аритмий по данным ЭКГ-12, Холтеровского мониторирования в условиях свободной активности пациента и Тредмил-теста. При их **отсутствии** возможна антиаритмическая терапия **соталолом (при неэффективности В-адреноблокаторов)** в суточной дозе **2,0-8,0 мг\кг** в 2-3 приема;

- при брадикардии по данным Холтеровского мониторирования в условиях свободной активности пациента – **пропанорм (пропафенон)** в суточной дозе **5,0-15,0 мг/кг** веса с учетом циркадности аритмии (степени выраженности аритмии в различное время суток).

2. Одышка при физической нагрузке и\или в покое на фоне желудочковой аритмии:

- контроль ЭхоКГ.

При сохраненной фракции выброса левого желудочка – препараты метаболического действия (карнитин, препараты магния), при отсутствии эффекта - **В-адреноблокаторы** в малых дозах (**метопролол** в суточной дозе **до 0,5 мг/кг** веса или **бисопролол (конкор)** в дозе **2,5 мг** 1 раз в день) на период бодрствования.

При снижении фракции выброса левого желудочка и/или признаках тоногенной дилатации - препараты кардиометаболического действия (милдронат, панангин, предуктал, триметазидин), при отсутствии эффекта – ингибиторы АПФ.

3. Индукция желудочковой тахикардии или увеличение количества желудочковых экстрасистол на фоне физической нагрузки или в восстановительном периоде (по данным нагрузочного теста):

- антиаритмическая терапия на период бодрствования:

В-блокаторы – метопролол в дозе **0,5-1,0 мг\кг** веса в 2 приема или

бисопролол (конкор) в дозе **2,5-5,0 мг** 1 раз в день;

соталол в дозе **2,0-8,0 мг\кг** веса в 2 приема.

4. Положительный эффект от проводимой антиаритмической терапии:

- **ДА** – динамическое наблюдение кардиолога по месту жительства

- **НЕТ** – направление пациента на консультацию к аритмологу в ДКХЦ для решения вопроса о проведении интервенционного лечения (эндокардиальная катетерная радиочастотная абляция субстрата аритмии).

5. Синкопальные состояния неизвестной этиологии в анамнезе:

- ЭКГ-12 покоя с оценкой в синусовом ритме интервалов QT/QTc, морфологии и альтернации зубца Т и ранней реполяризации желудочков

- Холтеровское мониторирование в условиях свободной активности пациента (по возможности – Холтеровское мониторирование в 12 отведениях ЭКГ)

- направление пациента с результатами ЭКГ-12 и Холтеровского мониторирования на консультацию к аритмологу в Детский кардиохирургический центр для проведения Тредмил-теста, диагностической адреналиновой пробы и/или эндокардиального электрофизиологического исследования.

6. Выявление факторов риска развития жизнеугрожающих аритмий по данным ЭКГ-12 и Холтеровского мониторирования:

- **В-адреноблокаторы с учетом циркадности аритмии** - метопролол в суточной дозе **0,5-2,0 мг/кг** веса в 2-3 приема или **бисопролол (конкор)** в дозе **2,5-5 мг** 1-2 раза в сутки

- кардиологический скрининг кровных родственников, в т.ч. детей (ЭКГ-12, ЭхоКГ, Холтеровское мониторирование)

- при выявлении сочетания стойких «идиопатических» желудочковых нарушений ритма сердца с различными проявлениями полиорганной патологии - генетическая консультация/генетическое тестирование

- направление пациента с результатами кардиологического скрининга родственников на консультацию к аритмологу в Детский кардиохирургический центр для проведения Тредмил-теста, диагностической адреналиновой пробы и/или эндокардиального электрофизиологического исследования.

7. **Синкопальные состояния у родственников:**

- пациенту - **В-адреноблокаторы** в малых дозах (**метопролол** в суточной дозе **0,5 мг/кг** веса в 1-2 приема или **бисопролол (конкор)** в дозе **2,5 мг** 1 раз в день) на период бодрствования

- кардиологический скрининг кровных родственников, в т.ч. детей (ЭКГ-12, ЭхоКГ, Холтеровское мониторирование)

- при выявлении у пациента или близких родственников сочетания стойких «идиопатических» желудочковых нарушений ритма сердца с различными проявлениями полиорганной патологии - генетическая консультация/генетическое тестирование

- направление пациента с результатами его кардиологического обследования и кардиологического скрининга родственников на консультацию к аритмологу в Детский кардиохирургический центр для проведения Тредмил-теста, диагностической адреналиновой пробы и/или эндокардиального электрофизиологического исследования.

8. **Синдром внезапной сердечной смерти или внезапной остановки сердечной деятельности у близких родственников:**

- пациенту - **В-адреноблокаторы** в малых дозах (**метопролол** в дозе **0,5 мг/кг** веса в 1-2 приема или **бисопролол (конкор)** в дозе **2,5 мг** 1 раз в день) на период бодрствования

- пациенту - МРТ сердца (детальный анализ аритмогенной зоны миокарда)

- кардиологический скрининг кровных родственников, в т.ч. детей (ЭКГ-12, ЭхоКГ, Холтеровское мониторирование)

- при выявлении у пациента сочетания стойких «идиопатических» желудочковых нарушений ритма сердца с различными проявлениями полиорганной патологии - генетическая консультация/генетическое тестирование

- направление пациента с результатами кардиологического скрининга родственников на консультацию к аритмологу в Детский кардиохирургический центр для проведения Тредмил-теста, диагностической адреналиновой пробы и/или эндокардиального электрофизиологического исследования.

9. **Данные о наличии желудочковой аритмии у родственников:**

- кардиологический скрининг кровных родственников, в т.ч. детей (ЭКГ-12, ЭхоКГ, Холтеровское мониторирование)

- генетическая консультация/генетическое тестирование.

10. **Выявление по данным контрольного Холтеровского мониторирования и ЭКГ-12 проаритмогенных эффектов лекарственных препаратов:**

- коррекция антиаритмической терапии

- при отсутствии эффекта – направление пациента на консультацию к аритмологу в Детский кардиохиургический центр для решений вопроса об эндокардиальном электрофизиологическом исследовании и эндокардиальной катетерной радиочастотной абляции аритмогенного очага.

1.4 Выводы

1. При выявлении стойких «идиопатических» желудочковых нарушений сердечного ритма у детей и подростков 12-18 лет следует быть настороженным

в отношении ранних стадий аритмогенной дисплазии правого желудочка и латентно протекающего очагового миокардита (аритмогенный вариант).

2. Для оценки риска развития жизнеугрожающих аритмий на фоне стойких «идиопатических» желудочковых нарушений сердечного ритма у детей и подростков 12-18 лет необходим тщательный сбор семейного анамнеза по внезапной сердечной смерти, внезапной остановки сердечной деятельности и желудочковым нарушениям сердечного ритма у близких родственников.

3. При отсутствии риска развития жизнеугрожающих аритмий по данным семейного анамнеза и результатам кардиологического обследования, а также при бессимптомном течении «идиопатических» желудочковых аритмий у детей и подростков 12-18 лет назначение антиаритмической терапии не требуется.

4. При наличии жалоб ребенка на плохую переносимость желудочковой аритмии, наличии головокружений или синкопэ на фоне приступов желудочковой аритмии показано назначение b-адреноблокаторов.

5. При выявлении связи дебюта желудочковой аритмии с перенесенными инфекционными заболеваниями и "минимальных изменений" со стороны желудочков сердца по данным ЭхоКГ, укладывающихся в рамки аритмогенного варианта латентного миокардита, показано лечение основного заболевания вне зависимости от длительности заболевания.

6. При подозрении на дебют аритмогенной дисплазии правого желудочка, наличии факторов риска развития жизнеугрожающих аритмий или наличии синкопальных состояний напряжения показано направление пациента на консультацию к кардиологу-аритмологу в Детский кардиохирургический центр для проведения дополнительного кардиологического обследования.

7. При неэффективности антиаритмической терапии или развитии проаритмогенного эффекта антиаритмических препаратов показано проведение эндокардиального электрофизиологического исследования и эндокардиальной катетерной радиочастотной абляции субстрата аритмии.

2. Оценка эффективности медикаментозного лечения и разработка показаний к интервенционному лечению детей и подростков со стойкими симптомными «идиопатическими» желудочковыми нарушениями ритма сердца

Ключевые слова: «идиопатические» желудочковые нарушения ритма сердца, дети и подростки, методы медикаментозного и интервенционного лечения.

Резюме: проанализированы данные кардиологического обследования и динамического наблюдения в течение 4-6 лет за 120 детьми и подростками в возрасте 12-18 лет со стойкими «идиопатическими» желудочковыми нарушениями ритма сердца. Определены наиболее частые локализации патологического очага при «идиопатических» желудочковых аритмиях у детей и подростков по данным топической диагностики по ЭКГ-12 и изучен характер их течения. Проведена оценка эффективности медикаментозного лечения симптомных «идиопатических» желудочковых нарушений ритма сердца у пациентов 12-18 лет. Разработаны показания к выполнению эндокардиальной радиочастотной катетерной абляции «идиопатических» желудочковых аритмий и произведен предварительный анализ результатов интервенционного лечения «идиопатических» желудочковых аритмий у 50 детей и подростков.

2.1 Введение

На современном этапе развития медицины в арсенале клинициста существует несколько методов лечения пациентов со стойкими «идиопатическими» желудочковыми нарушениями ритма сердца. Не потеряла своей актуальности терапия стойких симптомных желудочковых нарушений ритма сердца у детей и подростков антиаритмическими препаратами [4, 17]. Антиаритмическая терапия вполне оправдана, когда аритмия возникает на фоне органической или врожденной патологии миокарда. Подобрать правильное лечение пациентам со стойкой желудочковой экстрасистолией гораздо сложнее, чем таковым с устойчивой желудочковой тахикардией. Однако, эффективность лечения, порой весьма дорогостоящего, чаще всего не определена. Адекватное ведение пациента зависит от решения вопроса, не только как лечить, но и нужно ли лечить. Четких показаний к назначению антиаритмических препаратов детям и подросткам с «идиопатическими» желудочковыми нарушениями ритма сердца нет. Клиническая эффективность препарата оценивается только по степени подавления очага аритмии, к тому же велико число побочных эффектов антиаритмической терапии [15].

В последние годы набирает силу метод эндокардиальной диагностики (электрофизиологическое исследование) и последующей катетерной радиочастотной абляции желудочкового эктопического очага. На сегодняшний день нет общепринятых показаний к проведению эндокардиальной катетерной радиочастотной абляции субстрата желудочковой аритмии у детей и подростков. Специалисты разных центров, имеющие опыт выполнения данных процедур, в значительной степени сами определяют показания к абляции, которые неуклонно расширяются. Обосновывая показания к радиочастотной абляции, клиницисты и интервенционные врачи-аритмологи руководствуются следующими параметрами: топическим положением очага аритмии, его электрофизиологической активностью и симптомностью аритмии. Эффективность абляции источника желудочковых аритмий у детей и подростков по данным различных источников колеблется от 50 до 88 % [3, 19]. Важным аспектом, определяющим эффективность предстоящей процедуры, является локализация эктопического очага. Наибольшая эффективность наблюдается при абляции в выходном тракте правого желудочка (80%) и свободной стенке левого желудочка (100 %)[21, 24, 25, 30].

На фоне относительно не устоявшихся представлений о прогнозе течения «идиопатических» желудочковых аритмий у детей и подростков, подходов к их медикаментозному и интервенционному лечению, значительный научный и практический интерес может также представлять информация о естественном течении «идиопатических» желудочковых аритмий.

Цель работы: анализ результатов наблюдения и медикаментозного лечения детей и подростков со стойкими «идиопатическими» желудочковыми нарушениями ритма сердца; разработка показаний для интервенционного лечения детей и подростков со стойкими «идиопатическими» желудочковыми нарушениями ритма сердца – эндокардиальной катетерной радиочастотной абляции субстрата желудочковой аритмии.

2.2 Материалы и методы

В исследование включены 120 детей и подростков Республики Беларусь обоего пола в возрасте от 12 до 18 лет включительно со стойкими «идиопатическими» желудочковыми нарушениями ритма сердца, обратившиеся за помощью к кардиологу-аритмологу в консультативный кабинет консультативно-поликлинического отделения Детского кардиохирургического центра РНПЦ «Кардиология» и регулярно наблюдавшиеся врачом-аритмологом отделения на протяжении 4-6 лет. У детей и подростков по данным стандартного кардиологического протокола обследования, проведенного по месту жительства, отсутствовало органическое поражение сердца и в течение 1 года или более лет наблюдений на ЭКГ регистрировались мономорфные желудочковые аритмии (желудочковая экстрасистолия и/или желудочковая тахикардия). По данным Холтеровского мониторирования желудочковая экстрасистолия составляла 20% и более от общего числа сердечных сокращений и/или регистрировалась пароксизмальная либо возвратная желудочковая тахикардия.

Из исследования были исключены дети и подростки, у которых при проведении дополнительного кардиологического обследования в Детском кардиохирургическом центре (Холтеровское мониторирование, Тредмил-тест, адреналиновая проба) были выявлены полиморфные желудочковые нарушения ритма сердца, в том числе, полиморфная катехоламинэргическая желудочковая тахикардия (в связи с подозрением на каналопатию).

Необходимый объем кардиологического обследования детей и подростков со стойкими желудочковыми аритмиями включал в себя сбор анамнеза заболевания (в том числе, семейный анамнез на предмет внезапной сердечной смерти близких родственников в возрасте до 45 лет и наследственного характера желудочковой аритмии), клинический осмотр пациента и инструментальные методы исследования:

- первичная стандартная ЭКГ-12 с целью топической диагностики источника желудочковой аритмии

- стандартная ЭКГ-12 и трансторакальная ЭхоКГ в динамике наблюдения и лечения пациента

- Холтеровское мониторирование в условиях свободной активности пациента для изучения характера желудочковой аритмии и выявления предикторов «жизнеугрожающих аритмий»

- Тредмил-тест для определения типа реакции желудочковой аритмии на физическую нагрузку и выявления предикторов «жизнеугрожающих аритмий».

Для проведения топической диагностики очага желудочковой аритмии использовался алгоритм А.Ш. Ревишвили и Р.Ю. Снегур (2006 г), основанный на анализе стандартной ЭКГ-12 (рисунки 1 и 2).

Детям и подросткам с симптомными «идиопатическими» желудочковыми нарушениями ритма сердца, с отрицательной реакцией желудочковой аритмии на физическую нагрузку (по данным Тредмил-теста), с отягощенным семейным анамнезом по внезапной сердечной смерти или выявленными предикторами «жизнеугрожающих аритмий», проводилась медикаментозная терапия по ранее разработанному нами алгоритму [6]. Эффективность медикаментозного лечения оценивалась по улучшению субъективного и объективного состояния пациента - результатам физикального обследования, данным стандартной ЭКГ-12, Холтеровского мониторирования и Тредмил-теста. Медикаментозная терапия считалась эффективной, если она улучшала физическое состояние пациента, позволяла избегать рецидивов желудочковой тахикардии, приводила к сокращению по данным Холтеровского мониторирования среднесуточного число парных, групповых желудочковых экстрасистол на 80% и одиночных желудочковых экстрасистол на 50-75% от исходного уровня, а также уменьшала выраженность/представленность факторов риска внезапной сердечной смерти по данным Тредмил-теста.

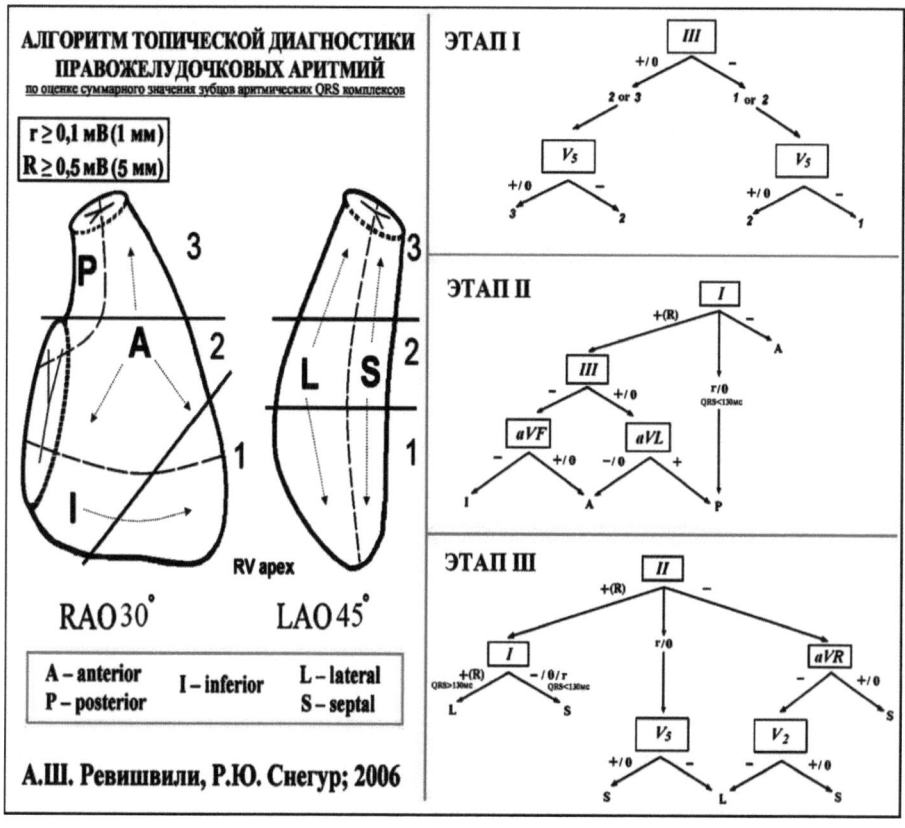

Рисунок 1 – Алгоритм топической диагностики

правожелудочковых аритмий

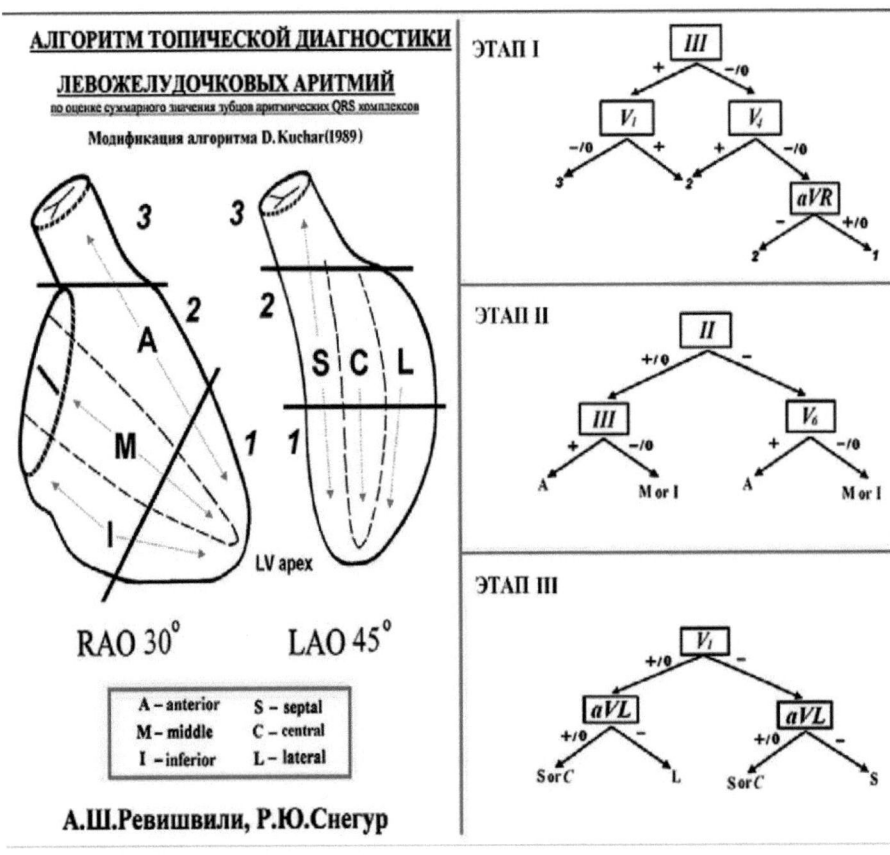

Рисунок 2 – Алгоритм топической диагностики левожелудочковых аритмий

При отсутствии эффекта от медикаментозной терапии при симптомных и значимых «идиопатических» желудочковых аритмий у детей и подростков 12-18 лет проводилось интервенционное лечение – эндокардиальная катетерная радиочастотная абляция субстрата аритмии. Интервенционное лечение выполнялось на базе рентген-операционной №1 отделения рентген-эндоваскулярной хирургии Республиканского научно-практического центра «Кардиология» Республики Беларусь. Последующее наблюдение прооперированных детей и подростков в консультативно-поликлиническом отделении Детского кардиохирургического центра РНПЦ «Кардиология» осуществлялось на протяжении 1 года.

Показания к эндокардиальной катетерной радиочастотной абляции у детей и подростков 12-18 лет с желудочковыми аритмиями определялись с учетом рекомендаций, разработанных Всероссийским научным обществом аритмологов (2009 г) [8].

Эффективность эндокардиальной катетерной радиочастотной абляции субстрата аритмии оценивалась по полному исчезновению желудочковой эктопической активности в раннем и отдаленном (на протяжении не менее года наблюдения) послеоперационном периоде.

2.3 Результаты и обсуждение

За период с января 2011 по июнь 2014 года в базу данных детей и подростков 12-18 лет Республики Беларусь со стойкими «идиопатическими» желудочковыми нарушениями ритма сердца включено 120 пациентов (табл. 1).

Средний возраст пациентов, у которых впервые выявлялись «идиопатические» желудочковые аритмии, составил от 11,2 до 14,9 лет (в зависимости от локализации эктопического очага). При этом дебют «идиопатических» желудочковых аритмий из выходного тракта правого желудочка зарегистрирован у детей со средним возрастом 11,2 года, а дебют «идиопатических» желудочковых нарушений ритма сердца из выходного тракта левого желудочка – в 14,9 лет.

Таблица 1

Характеристика «идиопатических» ЖНРС у детей и подростков

n=120 (100%) (n-количество пациентов)	Локализация источника желудочковой аритмии			
	ВТПЖ n=65 (54%)	ДРУГИЕ ПЖ-локализации n=17 (14%)	ВТЛЖ n=27 (22,5%)	ЛЖФ n=11 (9,5%)
Парасистолия n=24 (20%)	**24 (20%)**	-	-	-
Средний возраст выявления ЖА	11,4 лет			
Связь дебюта ЖА с инфекцией	14 (58%)			
Связь дебюта ЖА с занятиями спортом	5 (21%)			
Симптомность желудочковой аритмии	6 (25%)			
Реакция ЖА на ФН по данным Тредмил-теста: положительная отсутствует отрицательная	18 (75%) 6 (25%) -			
Средний срок наблюдения	4 года			
Динамика ЖА: отсутствует положительная	6 (25%) 18 (75%)			
ЖЭС, аллоритмия n=49 (40,8%)	**25 (20,8%)**	**12 (10%)**	**7 (5,8%)**	**5 (4,2%)**
Средний возраст выявления ЖА	11,2 лет	12,8 лет	14,9 лет	12,2 лет
Связь дебюта ЖА с инфекцией	12 (48%)	2 (17%)	1 (14%)	-
Связь дебюта ЖА с занятиями спортом	6 (24%)	4 (33%)	3 (43%)	1 (20%)
Симптомность желудочковой аритмии	13 (52%)	3 (25%)	2 (28,5%)	1 (20%)
Реакция ЖА на ФН по данным Тредмила: положительная	12 (48%)	6 (50%)	6 (86%)	1 (20%)

отсутствует	8 (32%)	3 (25%)	-	1 (20%)
отрицательная	5 (20%)	3 (25%)	1 (14%)	3 (60%)
Средний срок наблюдения	4 года	3,7 года	3,9 года	2,8 года
Динамика ЖА:				
отсутствует	13 (52%)	8 (67%)	6 (86%)	1 (20%)
положительная	12 (48%)	4 (33%)	1 (14%)	4 (80%)
ЖЭС, ЖТ n=47 (39,2%)	**16 (13,3%)**	**5 (4,2%)**	**20 (16,7%)**	**6 (5%)**
Средний возраст выявления ЖА	11,9 лет	12 лет	15 лет	12 лет
Связь дебюта ЖА с инфекцией	9 (56%)	3 (60%)	4 (20%)	-
Связь дебюта ЖА с занятиями спортом	1 (6%)	-	4 (20%)	1 (17%)
Симптомность желудочковой аритмии	9 (56%)	1 (20%)	10 (50%)	4 (67%)
Реакция ЖА на ФН по данным Тредмила:				
положительная	12 (75%)	2 (40%)	10 (50%)	-
отсутствует	1 (6%)	2 (40%)	5 (25%)	1 (17%)
отрицательная	3 (19%)	1 (20%)	5 (25%)	5 (83%)
Средний срок наблюдения	6 лет	4 года	4,3 года	5,2 года
Динамика ЖА:				
отсутствует	11 (69%)	5 (100%)	14 (70%)	5 (83%)
положительная	5 (31%)	-	6 (30%)	1 (17%)

По данным топической диагностики источника желудочковой аритмии по стандартной ЭКГ-12 правожелудочковая локализация аритмогенного очага была зарегистрирована у 82 пациентов (68% от общего количества детей и подростков базы данных), а локализация очага аритмии в выходных отделах обоих желудочков встречалась у 92 детей и подростков (77% пациентов базы данных).

Среди пациентов с «идиопатическими» желудочковыми аритмиями преобладали дети и подростки с изолированной желудочковой экстрасистолией (N=73 или 61% пациентов базы данных). Сочетание изолированной желудочковой экстрасистолии с групповой желудочковой экстрасистолией и/или пробежками возвратной желудочковой тахикардии либо пароксизмальной желудочковой тахикардией было диагностировано у 47 (39%) пациентов базы данных.

В большинстве случаев «идиопатические» желудочковые нарушения ритма сердца у детей и подростков протекали бессимптомно (N=71 или 59% пациентов базы данных). Наличие жалоб (перебои в сердце или приступы сердцебиений, боли в области сердца, одышка в покое или после физической нагрузки, плохая переносимость физических нагрузок, приступы головокружения либо синкопэ на фоне приступа тахиаритмии) зарегистрировано у 49 (41%) пациентов базы данных. При этом доля пациентов с симптомной желудочковой аритмией была минимальна при парасистолии (N=6 или 25% пациентов данной группы), увеличивалась в группе пациентов с изолированной желудочковой аллоритмией (N=19 или 38% пациентов данной группы) и была максимальной при сочетании ЖЭС с пробежками ЖТ (N=24 или 51% пациентов данной группы).

Во время проведения Тредмил-теста у подавляющего числа пациентов базы данных (N=67 или 56%) отмечалась положительная реакция на физическую нагрузку - исчезновение или значительное уменьшение числа желудочковых экстрасистол, регистрируемых исходно. Однако, в восстановительном периоде эктопическая активность возвращалась к исходному уровню. У 27 пациентов базы данных (23%) желудочковая эктопическая активность оставалась без изменений исходно, при физической нагрузке и в восстановительном периоде. В 21 % случаев (26 пациентов базы данных) регистрировалось увеличение желудочковой эктопической активности во время Тредмил-теста, т.е. реакция на физическую нагрузку была отрицательной.

При наличии жалоб ребенка на боли в области сердца, одышку в покое или после физической нагрузки, плохую переносимость физических нагрузок, в случае индукции желудочковой тахикардии или частой желудочковой экстрасистолии на физическую нагрузку, а также при наличии головокружений или синкопальных состояний на фоне приступов желудочковой аритмии, назначалась медикаментозная терапия (b-адреноблокаторы, кардиометаболическая терапия или антиаритмическая терапия) по разработанному нами ранее алгоритму. При бессимптомном течении желудочковой аритмии в сочетании положительной реакцией желудочковой аритмии на физическую нагрузку проводилось динамическое наблюдение за пациентом без назначения медикаментозной терапии.

Средний срок наблюдения за пациентами базы данных с «идиопатическими» желудочковыми аритмиями составил 4,2 года. Положительная динамика заболевания либо полное выздоровление зарегистрированы у 51 (42,5%) пациента базы данных, а отсутствие динамики болезни – у 69 (57,5%) детей и подростков базы данных. При этом доля пациентов базы данных с положительной динамикой заболевания была максимальной при парасистолии (N=18 или 75% от числа пациентов данной группы), уменьшалась в группе пациентов с изолированной желудочковой аллоритмией (N=21 или 43% от числа пациентов данной группы) и была минимальной при сочетании желудочковой экстрасистолии с пробежками желудочковой тахикардии(N=12 или 25,5% от числа пациентов данной группы). Сравнительный анализ динамики заболевания при локализации эктопического очага в выходном тракте правого желудочка либо выходном тракте левого желудочка показал, что у 54% пациентов с желудочковой аритмией из выходного тракта правого желудочка зарегистрирована положительная динамика заболевания либо полное выздоровление. Тогда как в группе пациентов базы данных с желудочковой аритмией из выходного тракта левого желудочка положительная динамика заболевания либо полное выздоровление отмечены только у 26% детей и подростков данной группы.

В случае отсутствия положительной динамики заболевания в процессе наблюдения либо медикаментозного лечения детям и подросткам базы данных с «идиопатическими» желудочковыми нарушениями ритма сердцапроводилось интервенционное лечение желудочковой аритмии – эндокардиальная катетерная радиочастотная абляция желудочкового эктопического очага. За период с января 2011 года по июнь 2014 года выполнено 50 процедур радиочастотной аблящии желудочкового эктопического очага. Предварительный анализ результатов интервенционного лечения показал, что эффективность эндокардиальной радиочастотной катетерной аблящии «идиопатических» желудочковых аритмий составила в среднем 82% и зависела от локализации очага аритмии. Наибольшая эффективность аблящии (100%) наблюдалась при локализации эктопического очага в выходном тракте левого желудочка (левый коронарный или некоронарный синус Вальвальвы), наименьшая (50%) – при локализации эктопического очага в приточном отделе правого желудочка (под кольцом трехстворчатого клапана). Эффективность эндокардиальной катетерной радиочастотной аблящии при локализации источника аритмии в выходном тракте правого желудочка составила в среднем 80%.

С учетом данных динамического наблюдения за детьми и подростками 12-18 лет со стойкими «идиопатическими» желудочковыми нарушениями сердечного ритма, результатов медикаментозной терапии и интервенционного лечения, разработаны **показания к выполнению эндокардиальной катетерной радиочастотной аблящии стойких симптомных «идиопатических» желудочковых аритмий у детей и подростков 12-18 лет**:

1. Желудочковые аритмии у детей в возрасте 15 лет и старше с локализацией эктопического очага в выходном тракте левого желудочка.

2. Правожелудочковые аритмии у детей и подростков 12 лет и старше, протекающие в виде устойчивой желудочковой тахикардии непароксизмального либо пароксизмального характера.

3. Симптомные правожелудочковые аритмии у детей и подростков 12 лет и старше при неэффективности антиаритмической терапии.

4. Правожелудочковые аритмии у детей и подростков 12 лет и старше с отрицательной реакцией аритмии на физическую нагрузку и неэффективностью антиаритмической терапии.

5. Симптомные правожелудочковые аритмии либо правожелудочковые аритмии с отрицательной реакцией аритмии на физическую нагрузку у детей и

подростков 12 лет и старше при непереносимости антиаритмической терапии или отказе от приема антиаритмической терапии.

2.4 Выводы

1. Дебют «идиопатических» желудочковых нарушений ритма сердца у детей и подростков преимущественно приходится на возраст от 11,2 до 14,9 лет:

- дебют желудочковых аритмий из выходного тракта левого желудочка приходится на средний возраст 14,9 лет

- дебют «идиопатических» желудочковых аритмий из выходного тракта правого желудочка приходится на средний возраст 11,2 лет и в 29% связан с перенесенным инфекционным заболеванием.

2. Выходные отделы правого и левого желудочков являются наиболее частой локализацией очага «идиопатической» желудочковой аритмии у детей и подростков (77 % пациентов базы данных).

3. «Идиопатические» желудочковые нарушений ритма сердца у детей и подростков 12-18 лет преимущественно протекают бессимптомно (59 % пациентов базы данных) и исчезают либо значительно уменьшаются на фоне физической нагрузки (56 % пациентов базы данных).

4. На протяжении 4,2 лет наблюдения и медикаментозного лечения положительная динамика заболевания либо полное выздоровление зарегистрированы у 42,5% детей и подростков с «идиопатическими» желудочковыми аритмиями. Максимальный процент выздоровления либо положительной динамики заболевания регистрируется в группе пациентов с локализацией источника аритмии в выходном тракте правого желудочка –54%, минимальный (26%) – в группе пациентов с локализацией источника аритмии в выходном тракте левого желудочка.

5. Эффективность эндокардиальной катетерной радиочастотной абляции «идиопатических» желудочковых аритмий у детей и подростков 12-18 лет варьирует от 50 до 100% и зависит от локализации очага аритмии. Наибольшая эффективность интервенционного лечения наблюдается при абляции в выходном тракте левого желудочка (100%).

6. Пациентам с желудочковой аритмией из выходного тракта левого желудочка предпочтительно проведение интервенционного лечения, а пациентам с желудочковой аритмией из выходного тракта правого желудочка – динамическое наблюдение и медикаментозное лечение.

7. Более 50% детей и подростков с «идиопатическими» желудочковыми нарушениями сердечного ритма не нуждаются в медикаментозной терапии и в назначении антиаритмических препаратов.

3 Оценка эффективности эндокардиальной катетерной радиочастотной абляции при «идиопатических» желудочковых нарушениях ритма сердца у детей и подростков

Резюме: изучены данные эндокардиального картирования сердца при «идиопатических» желудочковых нарушениях ритма сердца у детей и подростков. Определены наиболее частые локализации источника аритмии по данным эндокардиального картирования сердца и изучена эффективность процедуры эндокардиальной катетерной радиочастотной абляции при различной локализации патологического очага у 50 пациентов 12-18 лет с «идиопатическими» желудочковыми аритмиями. Проанализированы кардиальные и экстракардиальные осложнения после проведения интервенционного лечения желудочковых аритмий. Проведена оценка эффективности интервенционного лечения «идиопатических» желудочковых нарушений ритма сердца у пациентов 12-18 лет в раннем и отдаленном послеоперационном периоде.

Ключевые слова: «идиопатические» желудочковые нарушения ритма сердца, дети и подростки, эндокардиальное картирование сердца, эффективность эндокардиальной катетерной радиочастотной абляции очага желудочковой аритмии.

3.1 Введение

В структуре сердечно-сосудистой патологии у детей и подростков нарушения сердечного ритма и проводимости (наряду с врожденными пороками сердца) занимают одно из первых мест. При этом частота встречаемости тяжелых форм аритмий достигает 1 : 5000 детского населения, в том числе жизнеугрожающих — 1 : 7000 [1]. Желудочковые аритмии являются наиболее частой формой нарушений сердечного ритма у молодых лиц. Они встречаются как у пациентов с органическим поражением миокарда (врожденные пороки сердца, кардиомиопатии, кардиты), так и при отсутствии структурных изменений сердца («идиопатические» желудочковые аритмии), протекая бессимптомно или с различными клиническими проявлениями [13, 32]. Особую сложность в лечении стойких симптомных «идиопатических» желудочковых нарушений сердечного ритма составляют фармакорезистивные формы аритмий. В этих случаях единственным эффективным и радикальным методом лечения является эндокардиальная катетерная радиочастотная абляция патологического очага в сердце [3, 7, 13, 28].

В основе катетерной радиочастотной абляции лежит применение переменного тока радиочастотной электрической энергии (от 300 до 750 кГц), с помощью которого производят деструкцию соответствующего участка миокарда. В качестве источника переменного тока используется стандартный электрический генератор, производящий на выходе немодулированный биполярный ток нужной частоты. Энергия тока действует между активным концом катетера, подводимого к соответствующему участку миокарда, и наружным адгезивным электродом, находящимся на левой половине грудной клетки. Повреждение ткани во время радиочастотной абляции происходит путем ее нагревания. Экспериментальные исследования показывают, что объем повреждения ткани прямо коррелирует с достигнутой температурой и поверхностью контакта электрода с тканью [14].

Катетерная радиочастотная абляция внедрена в мировую клиническую практику в начале 80-х годов XX века. Применение радиочастотной абляции в лечении аритмий у детей начато с 1990 года. Клинический опыт, накопленный с этого времени, показывает высокую эффективность данной процедуры в лечении аритмий [18, 26, 27, 31]. В Беларуси систематическое применение данного метода лечения у детей и подростков начато с 2006 года, когда в Республиканском научно-практическом центре «Кардиология» Республики Беларусь стала проводиться эндокардиальная катетерная радиочастотная абляция субстрата аритмии при реципрокных тахикардиях, а с 2008 года – при «идиопатических» желудочковых аритмиях.

Радиочастотная катетерная абляция мономорфных «идиопатических» желудочковых аритмий является на сегодняшний день наиболее эффективным методом лечения таковых. По данным отечественной и зарубежной литературы, в отдаленном периоде после вмешательства свободными от желудочковой аритмии остаются 76-90% пациентов [3, 13]. Важным аспектом, определяющим эффективность предстоящей процедуры, является локализация эктопического очага. Наибольшая эффективность наблюдается при абляции источника аритмии в выходном тракте правого желудочка (80%) и свободной стенке левого желудочка (100 %)[21, 24, 25, 30]. При структурно нормальном сердце, особенно при тахикардии из области выходного тракта правого желудочка, эффективность эндокардиальной абляции, по отдельным сообщениям, может достигать 97%, но чаще составляет около 80%, с рецидивами в 5% случаев [13].

Цель работы: оценить эффективность эндокардиальной катетерной радиочастотной абляции при «идиопатических» желудочковых аритмиях у детей и подростков 12-18 лет в раннем и отдаленном послеоперационном периоде.

3.2 Материалы и методы

В исследование включены 50 детей и подростков Республики Беларусь обоего пола в возрасте от 12 до 18 лет включительно со стойкими «идиопатическими» желудочковыми нарушениями ритма сердца, которым была выполнена эндокардиальная катетерная радиочастотная абляция очага желудочковой аритмии в период с января 2011 по июнь 2014 гг. У детей и подростков по данным комплексного клинико-инструментального обследования отсутствовало органическое поражение сердца и в течение 1 года или более лет наблюдений на ЭКГ регистрировались мономорфные желудочковые аритмии (желудочковая экстрасистолия и/или желудочковая тахикардия). По данным Холтеровского мониторирования желудочковая экстрасистолия составляла 20% и более от общего числа сердечных сокращений и/или регистрировалась пароксизмальная либо возвратная желудочковая тахикардия.

Показания к эндокардиальной катетерной радиочастотной абляции у детей и подростков 12-18 лет со стойкими «идиопатическими» желудочковыми аритмиями определялись на основании алгоритма, разработанного нами ранее с учетом рекомендаций Всероссийского научного общества аритмологов (2009 г) [4] и собственных наблюдений:

1. Желудочковые аритмии у детей в возрасте 15 лет и старше с локализацией эктопического очага в выходном тракте левого желудочка.

2. Правожелудочковые аритмии у детей и подростков 12 лет и старше, протекающие в виде устойчивой желудочковой тахикардии непароксизмального либо пароксизмального характера.

3. Симптомные правожелудочковые аритмии у детей и подростков 12 лет и старше при неэффективности антиаритмической терапии.

4. Правожелудочковые аритмии у детей и подростков 12 лет и старше с отрицательной реакцией аритмии на физическую нагрузку и неэффективностью антиаритмической терапии.

5. Симптомные правожелудочковые аритмии либо правожелудочковые аритмии с отрицательной реакцией аритмии на физическую нагрузку у детей и подростков 12 лет и старше при непереносимости антиаритмической терапии или отказе от приема антиаритмической терапии.

Интервенционное лечение выполнялось на базе специально оборудованной рентген-операционной №1 отделения рентгенэндоваскулярной хирургии Республиканского научно-практического центра «Кардиология» Республики Беларусь. После заполнения родителями пациента протокола информированного согласия, в условиях рентген-операционной под местной или общей анестезией ребенку выполнялось эндокардиальное картирование сердца с использованием навигационных систем «CARTO-1» и «CARTO-3». После построения трехмерной электромагнитной карты сердца и выявления источника аритмии проводилось радиочастотное воздействие на очаг аритмии с применением орошаемых навигационных катетеров и стандартных конвекционных электродов. Температура радиочастотного воздействия составляла 40-48 градусов, мощность воздействия 30-60 Ватт, суммарное время воздействия –1-10 мин.

Наблюдение за прооперированными детьми и подростками после выписки из стационара осуществлялось в консультативно-поликлиническом отделении Детского кардиохирургического центра Республиканского научно-практического центра «Кардиология» Республики Беларусь на протяжении 1 года после процедуры радиочастотной абляции.

Эффективность эндокардиальной катетерной радиочастотной абляции субстрата аритмии оценивалась по протоколу операции (купирование желудочковой аритмии на фоне радиочастотного воздействия), а также по полному исчезновению желудочковой эктопической активности по результатам Холтеровского мониторирования в раннем послеоперационном периоде (на 2-5 сутки после операции) и по результатам ЭКГ-12, Холтеровского мониторирования и Тредмил-теста в отдаленные сроки после операции (через 1-2, 3-6 месяцев и 1 год после радиочастотной абляции).

3.3 Результаты и обсуждение

За период с января 2011 года по июнь 2014 года включительно в Республиканском научно-практическом центре «Кардиология» Республики Беларусь выполнено 52 процедуры эндокардиальной катетерной радиочастотной абляции очага желудочковой аритмии у 50 детей и подростков 12-18 лет со стойкими «идиопатическими» желудочковыми нарушениями ритма сердца: 2011 год – 24 процедуры, 2012 год –11 процедур, 2013 год – 12 процедур, 6 месяцев 2014 года - 5 процедур.

При проведении эндокардиального картирования сердца подавляющее большинство «идиопатических» желудочковых аритмий у детей и подростков 12-18 лет (82%, 41 пациент) было ассоциировано с выходными трактами правого и левого желудочков: в выходном тракте правого желудочка – у 23 пациентов (46%), в выходном тракте левого желудочка – у 18 пациентов (36%). Реже эктопические очаги находились в приточном отделе правого желудочка - у 5 (10%) пациентов, в трабекулярном отделе правого желудочка - у 1 (2%)

пациента, в трабекулярном отделе левого желудочка – у 1 (2%) пациента. У 2 пациентов (4%) выявлена левожелудочковая фасцикулярная тахикардия. У трех пациентов с локализацией источника аритмии в выходном тракте левого желудочка (левый коронарный синус Вальсальвы) при проведении эндокардиального картирования сердца наиболее раннее опережение регистрировалось вблизи устья левой коронарной артерии. В связи с этим радиочастотная абляция очага аритмии этим пациентам не проводилась.

Выявлено различие в характере течения «идиопатических» желудочковых аритмий в зависимости от локализации источника аритмии (таблица 1). При локализации источника аритмии в выходном тракте правого желудочка преобладающей в течении заболевания являлась желудочковая экстрасистолия в режиме аллоритмии (65% прооперированных пациентов). При локализации источника аритмии в выходном тракте левого желудочка превалировала желудочковая тахикардия (возвратная или пароксизмальная) (67% данной группы).

Средний возраст и пол пациентов, которым была выполнена радиочастотная абляция очага желудочковой аритмии, составили:

- выходной тракт правого желудочка - 11 мальчиков (22% от всех прооперированных пациентов) среднего возраста 15,0 лет и 12 девочек (24%) 16,0 лет

- выходной тракт левого желудочка - 15 мальчиков (30% от всех прооперированных пациентов) среднего возраста 17,0 лет и 3 девочки (6%) 16,0 лет

- другие право- и левожелудочковые локализации – 5 мальчиков (10% от всех прооперированных пациентов) среднего возраста 16,7 лет и 4 девочки (8%) 16,2 лет.

Таким образом, средний возраст всех прооперированных пациентов составил 16,1 год, при этом преобладали пациенты мужского пола (62%). По-видимому, данная статистика связана с лучшим выявлением бессимптомных «идиопатических» желудочковых аритмий у мальчиков-подростков (проведение медосмотров в военкомате в возрасте 15 лет).

Таблица 1. Распределение больных по локализации источника желудочковой аритмии и характеру течения заболевания

Локализация очага аритмии	Пол пациента	Средний возраст пациента	Характер течения аритмии		
			ЖЭС, аллоритмия	ЖЭС, возвратная ЖТ	Пароксизмал. ЖТ
Выходной тракт правого желудочка **N=23**	Муж N=11	15,0 лет	**N=15 (65%)**	N=6 (26%)	N=2 (9%)
	Жен N=12	16,0 лет			
Другие правожелуд. локализации N=6	Муж N=3	17,3 года	N=5 (83%)	N=1 (17%)	-
	Жен N=3	14,3 года			
Выходной тракт левого желудочка **N=18**	Муж N=15	17,0 лет	N=6 (33%)	**N=9 (50%)**	**N=3 (17%)**
	Жен N=3	16,0 лет			
Другие левожелуд. локализации N=3	Муж N=2	16,0 лет	N=1 (33,3%)	N=1 (33,3%)	N=1 (33,3%)
	Жен N=1	8,0 лет			
ИТОГО N=50	**Муж N=31**	**16,3 года**	**N=27 (54%)**	**N=17 (34%)**	**N=6 (12%)**
	Жен N=19	**16,0 лет**			

*N – количество пациентов

По данным работы Республиканского научно-практического центра «Кардиология» Республики Беларусь общая эффективность эндокардиальной катетерной радиочастотной абляции источника «идиопатических» желудочковых аритмий у детей и подростков 12-18 лет с 2011 по 2014 гг. по протоколу операции составила 82,7%. По нашим данным, эффективность процедуры зависела от локализации источника желудочковой аритмии (таблица 2).

Наибольшая эффективность абляции (100%) наблюдалась при локализации эктопического очага в выходном тракте левого желудочка (левый коронарный или некоронарный синус Вальвальвы), что, по-видимому, связано с более строгим отбором пациентов для процедуры РЧА при такой локализации эктопического очага, а также с ограниченной зоной эктопической активности в данной области сердца и преимущественно поверхностным (субэндокардиальным) расположением очага аритмии.

Кроме того, после проведения картирования сердца и точной топической диагностики зоны аритмии всем пациентам группы аритмий из выходного тракта левого желудочка выполнялась коронарография левой коронарной артерии. При расположении очага аритмии в опасной близости (менее 10 мм) от устья левой коронарной артерии процедура радиочастотной абляции не выполнялась вообще.

Наименьшая эффективность эндокардиальной катетерной абляции (50%) зарегистрирована при локализации эктопического очага в приточном отделе правого желудочка (под кольцом трехстворчатого клапана). Вероятно, полученные результаты связаны со сложностями позиционирования аблатирующего электрода под створками трехстворчатого клапана.

Эффективность эндокардиальной катетерной радиочастотной абляции при локализации источника аритмии в выходном тракте правого желудочка оказалась ниже, чем при таковой в выходном тракте левого желудочка и составила в среднем 80%. На наш взгляд, основной причиной этого является более распространенная по площади зона источника аритмии и, нередко, более глубокое залегание патологического очага.

Таблица 2. Эффективность эндокардиальной катетерной радиочастотной абляции при «идиопатических» желудочковых аритмиях у детей и подростков по данным протокола операции

Локализация желудочковой аритмии	Характер течения аритмии		
	ЖЭС, аллоритмия	ЖЭС, возвратная ЖТ	Пароксизмальная ЖТ
Выходной тракт правого желудочка (n=25)	n=15 N=12 (80%)	n=7 N=6(85,7%)	n=3 N=2 (66,7%)
	N=20 (80%)		
Другие правожелудочковые локализации (n=6)	n=5 N=3	n=1 N=0	-
	N=3 (50%)		
Выходной тракт левого желудочка (n=18)	n=6 N=6 (100%)	n=9 N=9 (100%)	n=3 N=3 (100%)
	N=18 (100%)		
Другие левожелудочковые локализации (n=3)	n=1 N=1	n=1 N=1	n=1 N=0
	N=2 (66,7%)		
ИТОГО (n=52)	n=27 N=22 (81,5%)	n=18 N=16 (88,9%)	n=7 N=5 (71,4%)
	N=43 (82,7%)		

*n – общее количество выполненных процедур РЧА

**N- количество эффективных процедур РЧА.

***Среди всех процедур радиочастотной абляции (n=52) две выполнены повторно двум пациентам в связи с неэффективностью радиочастотной абляции желудочковой аритмии при первичном вмешательстве.

При типировании левожелудочковой фасцикулярной тахикардии эффективность процедуры радиочастотной абляции напрямую зависела от степени близости эктопического очага к передней или задней ветви левой ножки пучка Гиса. При расположении патологического очага в опасной близости от ветвей левой ножки из-за угрозы развития блокады ветвей процедура радиочастотной абляции проводилась с использованием малой мощности (30 Ватт), что снижало эффективность данного метода лечения.

Эффективность эндокардиальной катетерной радиочастотной абляции при «идиопатических» желудочковых аритмиях в нашем центре практически не зависела от характера течения желудочковых аритмий (таблица 2).

Из 52 выполненных процедур эндокардиальной катетерной радиочастотной абляции осложнения имели место у 3 пациентов. У 2 пациентов (3,8%) наблюдались осложнения, связанные с катетеризацией крупных сосудов:
1 пациент - попадание и «запирание» абляционного катетера в добавочной подвздошно-поясничной вене, с последующей ретракцией катетера и перевязкой добавочной вены открытым способом;
1 пациент - формирование ложной аневризмы бедренной артерии в месте ее пункции, с последующей пластикой бедренной артерии открытым способом.
У 1 пациента (1,9%) зарегистрировано развитие полной блокады правой ножки пучка Гиса после процедуры абляции в выходном тракте правого желудочка.

Через 1-2 мес. после радиочастотной абляции повторное обследование с регистрацией электрокардиограммы проводилось у всех 50 прооперированных пациентов. Из 43 пациентов с успешной радиочастотной абляцией очага аритмии (по протоколу операции) в раннем послеоперационном периоде у 1 пациента из группы желудочковых аритмий из выходного тракта правого желудочка зарегистрирован рецидив желудочковой аритмии. Через 3-6 мес. после радиочастотной абляции по данным ЭКГ-12 и Холтеровского мониторирования у всех 42 пациентов с успешной коррекцией желудочковой аритмии рецидива заболевания не выявлено. Через год после радиочастотной абляции всем 42 пациентам выполнено полное кардиологическое обследование, в том числе – ЭКГ-12, Холтеровское мониторирование и Тредмил-тест. По данным обследования у 1 пациента с исходной локализацией желудочковой аритмии в выходном отделе правого желудочка зарегистрирован новый эктопический очаг в приточном отделе правого желудочка.

Таким образом, из 50 детей и подростков со стойкими «идиопатическими» желудочковыми нарушениями сердечного ритма полностью свободными от желудочковой аритмии через 1 год после процедуры эндокардиальной катетерной радиочастотной абляции остался 41 пациент (82%). По обобщенным данным многочисленных литературных источников, эффективность эндокардиальной катетерной абляции при «идиопатических» желудочковых аритмиях в целом составляет от 75 до 95%. Сопоставляя полученные результаты с данными литературы, можно сделать вывод, что результаты нашей работы соответствуют таковым в других центрах.

3.4 Выводы

1. Эндокардиальная катетерная радиочастотная абляция «идиопатических» желудочковых аритмий у детей и подростков 12-18 лет является высоко эффективным и относительно безопасным методом лечения аритмии. По данным работы Республиканского научно-практического центра «Кардиология» Республики Беларусь за период 2011-2014 гг. общая эффективность эндокардиальной катетерной радиочастотной абляции источника «идиопатических» желудочковых аритмий у детей и подростков 12-18 лет составила 82%, а процент осложнений со стороны сердца - 1,9%.

2. При проведении эндокардиального картирования сердца подавляющее большинство «идиопатических» желудочковых аритмий у детей и подростков 12-18 лет (82%) ассоциировано с выходными трактами правого и левого желудочков.

3. Эффективность эндокардиальной радиочастотной катетерной абляции при «идиопатических» желудочковых аритмиях у детей и подростков 12-18 лет зависит от возраста пациента и локализации эктопического очага. Наибольшая эффективность интервенционного лечения (100%) наблюдается при абляции в выходном тракте левого желудочка у подростков 16-17 лет.

4. Эффективность эндокардиальной радиочастотной катетерной абляции при «идиопатических» желудочковых аритмиях у детей и подростков 12-18 лет не зависит от характера течения желудочковых аритмий - сходный положительный эффект отмечен как при желудочковой тахикардии, так и при желудочковой экстрасистолии.

5. Рецидивы желудочковых аритмий встречаются как в раннем послеоперационном периоде, так и в отдаленном периоде после процедуры эндокардиальной радиочастотной катетерной абляции, что требует длительного наблюдения за пациентами (не менее 1 года после операции).

СПИСОК ЛИТЕРАТУРЫ

1. Аргунова В.М. Нарушения ритма и проводимости у детей / В.М. Аргунова, А.Э. Петрова, О.Н. Веревкина // Вестник аритмологиии. — 2000. — № 15. — С. 110-113.

2. Бокерия Л.А., Ревишвили А.Ш., Ардашев А.В., Кочович Д.З. Желудочковые аритмии.- М.: Медпрактика - 2002.- С. 1-272.

3. Мамчур С.Е., Оферкин А.И., Петш А.И., Мелихова М.В. и др. Отдаленные результаты радиочастотной абляции желудочковых аритмий у пациентов без структурной патологии сердца // Вестник аритмологии. — 2010. — № 61. — С. 11-16.

4. Науменко Е.И. Трудности терапии желудочковой экстрасистолии у детей / Е.И. Науменко, О.И. Кузьмина // Детская кардиология 2004: Тез. Всероссийского конгр. — М.: Медпрактика, 2004. — С. 160.

5. Недоступ А.В. Жизнеугрожающие аритмии: принципы лечения и профилактики // Рус. мед. журн.- 2003.- Репринт.- С. 10-13.

6. Проценко Е.Ю., Матусевич И.Д., Гончарик Д.Б., Аринчин В.Н., МрочекА.Г. Алгоритм медикаментозного лечения детей и подростков со стойкими симптомными «идиопатическими» желудочковыми нарушениями ритма сердца//Кардиология в Беларуси. - 2014. - № 3. - С. 17-26.

7. Ревишвили А.Ш., Носкова М.В., Рзаев Ф.Г. и др. Неинвазивная топическая диагностика некоронарогенных желудочковых аритмий // Вестник аритмологии. - 2004. - № 35. -С. 5-15.

8. Рекомендации Всероссийского научного общества специалистов по клинической электрофизиологии, аритмологии и кардиостимуляции (ВНОА). — М.: Медпрактика, 2009. — 304 с.

9. Смирнов Г.Б. Нагрузочные пробы в диагностике и прогностической оценке желудочковых аритмий //Диагностика и лечение аритмий и блокад сердца / Под ред. М.С.Кушаковского –С.-Пб., 2001.- С. 19-23.

10. Трешкур Т.В., Капанадзе СТ. Желудочковые эктопические центры испытывают вегетативные влияния // Вестник аритмологии.- 2000.-Т. 6.- С. 108.

11. Школьникова М.А. Жизнеугрожающие аритмии у детей.- М.: Нефтяник, 2005. - 230С.

12. Школьникова М.А. Детская кардиология в России на рубеже столетий.- Доклад на съезде детских кардиологов. - Москва, 2006.

13. Aliot E.M., Stevenson W.G., Almendral-Garrote J.M. et al. EHRA/ HRS expert consensus on catheter ablation of ventricular arrhythmias // Europace. - 2009. - Vol. 11. - P. 771-817.

14. Blaufox A.D. Radiofrequency Catheter Ablation in Infants 18 Months Old // Circulation. — 2001. — Vol. 104. — P. 2803-2808.

15. Cannon D.S. Management of ventricular arrhythmias: detection, drugs and devices / D.S. Cannon, E.N. Prystowsky // JAMA. - 1999. - Vol. 281. -P. 172-179.

16. Chugh S.S., Shen W.K., Luria D.M., Smith H.C. First evidence of premature ventricular complex-indused cardiomyopathy: a potentially reversible cause of heart failure // J. Cardiovasc. Electrophysiol.- 2002.- Vol. 11, №3.- P.328-329.

17. Comparative sensitivity of cardiac troponin.I and lactate dehydrogenase izoenzymes for diagnosing acute myocardial infarction / A.S. Jaffe et.al. // Clin., Chem. 1996. - Vol. 42. - P. 1770-1776.

18. Huang S. Radiofrequency catheter ablation of the left and right ventricles: anatomic and electrophysiologic observations / S. Huang et al. // Pase. — 1998. — Vol. 11. — P. 449-459.

19. Idiopathic ventricular arrhythmia arising from: the mitral annulus: a distinct subgroup of idiopathic ventricular arrhythmias / II. Tada et al. // J. Am. Coll. Cardiol. 2005. - Vol. 45. - P. 877-886.

20. Kuhn A., Kottkamp H., Thiele H. et al. Idiopathic right ventricular tachycardia or arrhythmogenic right ventricular tachycardia? // Dtsch Med Woch-2000-Vol. 25-№ 22- P. 692- 697.

21. Lenarczyk R. Radiofrequency catheter ablation in the treatment of arrhythmias in children-efficacy, safety of the method, predictors of the procedural course and acute success / R. Lenarczyk, O. Kowalski // PrzeglLek. 2009. -N 66(8).–P. 418-423.

22. Lennan B.B., Stein K.M., Markowitz S.M., Mittal S. et al. Ventricular

arrhythmias in normal hearts // Cardiology Clin ics.- 2000. - Vol. 18.- P. 265-291.

23. Niroomand F., Carbucicchio C., Tondo C. et al. Electrophysiological characteristics and outcome in patients with idiopathic right ventricular arrhythmia compared with arrhythmogenic right venreicular dysplasia // Heart.- 2002.- Vol.87.- P.41-47.

24. Nonsustained ventricular tachycardia in 193 U. S. military aviators: long-term follow-up / R.A. Gardner et al. // Aviat Space Environ Med. - 2000. -Vol.71 (8).- P. 783-790.

25. Panteghini M. Biochemical assessment of myocardial damage with new diagnostic tools / M. Panteghini // Cardiologia. 1999. - Vol. 44. -P. 419-425.

26. Perce M.A. The CK Isoenzymes: Findings and their meaning / M.A. Perce // Lab. management. — 1982. — Vol. 20. — P. 25-37.

27. Perry J. Supraventricular tachycardia due to Wolff-Parkinson-White syndrome in children: Early disappearance and late recurrence / J. Perry, A. Garson // J. Amer. Coll. Cardiol. — 1990. — Vol. 16. — P. 1215-1220.

28. Stec S., Sikorska A., Zaborska B. et al. Benign symptomatic premature ventricular complexes: short - and long -term efficacy of antiarrhythmic drugs and radiofrequency ablation // Kardiol. Pol. - 2012. - Vol. 70 (4). - P. 351-358 (abstract).

29. Venkatachalam K.L., Hammill S.C., Shen W-K. et al. Sensitivity and specificity of 12-lead ECG criteria for distinquishing between arrythmogenic right ventricular dysplasia and right ventricular outflow tract tachycardias. AHA 2002 Abstracts on Disk, abstracat 2690.

30. Ventricular tachycardia in a young population without overt heart disease / B.J. Deal et al. // Circulation. 1986. - Vol. 73. - P. 1111-1118.

31. Zimmerman J. Diagnostic marker cooperative study for the diagnosis of myocardial infarction / J. Zimmerman et al. // Circulation. — 1999. — Vol. 99. — P. 1671-1677.

32. Zipes D.P., Camm A.J., Borggrefe M. et al. ACC/AHA/ESC 2006 Guidelines for management of patients with ventricular arrhythmias and the prevention of sudden cardiac death-executive summary // JACC. - 2006. - Vol. 48 (5) - P. 1064-1108.

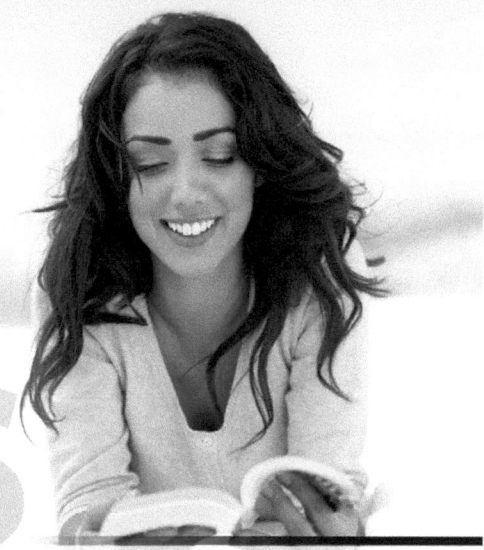 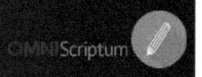

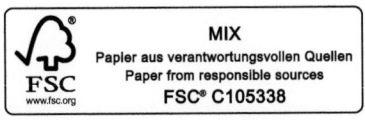
Printed by Books on Demand GmbH, Norderstedt / Germany